L'abolition du réflexe

DU TENDON D'ACHILLE

dans le tabes

PAR

Le Dr Raymond SEYER

DE L'UNIVERSITÉ DE PARIS

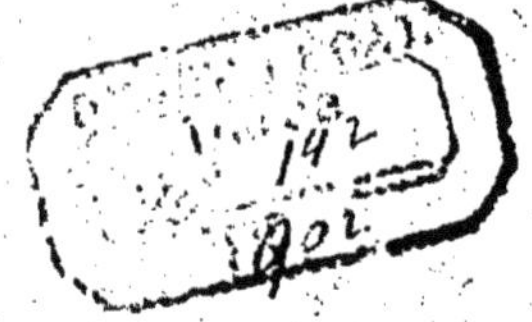

PARIS

VIGOT FRÈRES, ÉDITEURS

23, PLACE DE L'ÉCOLE-DE-MÉDECINE, 23

1902

L'abolition du réflexe

DU TENDON D'ACHILLE

dans le tabes

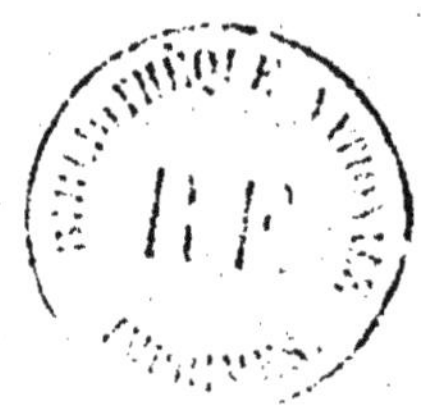

PAR

Le Dr Raymond SEYER

DE L'UNIVERSITÉ DE PARIS

PARIS

VIGOT FRÈRES, ÉDITEURS

23, PLACE DE L'ÉCOLE-DE-MÉDECINE, 23

1902

À MA MÈRE

A MON PRÉSIDENT DE THÈSE

M. LE PROFESSEUR RAYMOND

Au commencement de ce travail qui termine nos études médicales, nous considérons comme un devoir de rendre hommage et d'exprimer notre reconnaissance à tous ceux qui furent nos maîtres dans les hôpitaux et qui, sans compter, consacrent leur temps et dépensent leur talent à l'enseignement des nouvelles générations médicales.

Qu'il nous soit permis d'abord d'accorder un souvenir ému à la mémoire de MM. Ferrand et Gingeot, qui furent nos premiers maîtres.

Nous n'avons pas oublié avec quelle bonne grâce M. Ferrand nous accueillit dans son service, et nous nous souvenons de ses causeries très séduisantes où s'alliaient si harmonieusement l'esprit scientifique et une haute culture littéraire et philosophique.

M. Gingeot nous a donné l'exemple de la conscience professionnelle et du dévouement aux malades.

Que MM. les professeurs Pinard et Dieulafoy,

MM. Marfan et Doléris acceptent aussi l'expression de notre reconnaissance, la meilleure manière de la leur témoigner n'est-elle pas de se souvenir toujours des enseignements qu'ils nous ont donnés, de l'exemple qu'ils doivent être pour nous ?

Enfin nous avons passé dans le service de M. Raymond deux années qui sont pour nous parmi les plus fécondes et parmi celles dont le souvenir nous est le plus précieux.

Par ses qualités professionnelles, sa vaste érudition, sa dialectique serrée, la clarté de son esprit, M. Raymond a su nous donner le goût des études neurologiques ; il a fait plus que nous instruire, puisqu'il a décidé l'orientation de notre vie médicale. Nous n'oublierons pas non plus l'honneur qu'il nous fait en acceptant la présidence de cette thèse.

Enfin nous tenons à remercier M. Cestan pour l'obligeance avec laquelle il nous a accueilli et pour l'amabilité qu'il n'a cessé de nous témoigner.

Depuis quelques années la technique clinique s'est beaucoup perfectionnée.

Chaque jour, les études de laboratoire acquièrent une importance plus grande; et se fait plus étroite la collaboration de la clinique ancienne et de l'expérimentation. Cependant ces succès de laboratoire, — qui d'ailleurs, outre des études particulières, réclament une instrumentation spéciale et souvent un temps assez long — ne doivent pas nous faire négliger l'étude de la séméiologie purement clinique.

M. Babinski qui a fait beaucoup pour l'étude de la séméiologie du système nerveux, et qui nous a fait connaître déjà plusieurs signes objectifs purement cliniques, a étudié dans ces dernières années les modalités du réflexe du tendon d'Achille et montré l'importance de leur étude dans le tabes.

De toutes les maladies organiques de la moelle, celle

que le médecin observe le plus souvent dans sa pratique journalière est assurément le tabes.

Que son étroite parenté avec la syphilis, la grande pourvoyeuse, suffise à expliquer cette fréquence, cela paraît évident, et constitue un problème étiologique des plus intéressants à la solution duquel se sont appliqués les chercheurs sans pouvoir, jusqu'à présent tout au moins, arriver à la certitude.

D'ailleurs le tabes, décrit depuis longtemps déjà, a été beaucoup et bien étudié. Sa symptomatologie est très riche et nous en prenons chaque jour une connaissance plus complète.

Naguère encore à la Société de neurologie MM. Marie et Guillain signalaient un phénomène nouveau, à savoir la fréquence de l'hypothermie, hypothermie qui ne peut guère aider au diagnostic, mais qu'il faut d'ailleurs connaître pour ne pas lui attribuer une signification pronostique fâcheuse qu'elle n'a pas ; qu'il faut connaître aussi pour comprendre les réactions thermiques des tabétiques en présence des maladies fébriles.

Un signe nouveau nous est aussi fourni par la cytoscopie, cette méthode jeune encore et déjà si féconde en résultats. Si l'on examine le liquide céphalo-rachidien de malades atteints de tabes, on le trouve riche en lymphocytes. Sans doute la présence des lymphocytes ne suffit pas à poser le diagnostic de tabes, mais ce signe venant s'ajouter aux autres peut, dans certains cas, y aider puissamment et contribuer pour sa part à entraîner notre conviction.

Puisque nous connaissons tant de signes objectifs du tabes, il peut paraître, pour le moins inutile, d'en chercher et d'en étudier de nouveaux.

Cependant nous croyons qu'il y a intérêt à le faire, car il n'existe pas de signe pathognomonique et ce n'est que par un ensemble de signes que nous arriverons à un diagnostic.

De plus, les formes du tabes étant les s variées, les symptômes se trouvent réunis en groupes capricieux ; là où l'un manque, un autre apparaîtra ; et les combinaisons les plus multiples sont possibles. Il est donc nécessaire d'en connaître le plus grand nombre pour pouvoir reconnaître les formes frustes, où le tableau clinique n'est pas classique.

En même temps d'ailleurs que nous étudions des signes nouveaux, une étude plus approfondie des symptômes anciens leur fait perdre parfois, je ne dirai pas de leur valeur, mais tout au moins de leur précision trop absolue. N'en est-il pas ainsi du signe d'Argyll-Robertson ?

A la séance du 13 juillet 1899 de la Société française de Dermatologie et de Syphiligraphie, Babinski et Charpentier ont présenté un travail, s'appuyant sur XVIII observations où ils voulaient démontrer que « l'abolition des réflexes des pupilles et plus particulièrement du réflexe à la lumière, quand elle est permanente, qu'elle est l'expression d'une lésion limitée à l'appareil des réflexes pupillaires, c'est-à-dire qu'elle n'est liée à aucune altération du globe oculaire ou du nerf optique et n'est pas associée à une paralysie de la troisième paire, constitue un signe de syphilis acquise ou héréditaire, presque, sinon tout à fait, pathognomonique ». Et ils citaient les observations de malades chez lesquels ils constataient l'abolition du réflexe des pupilles à la lumière, en l'absence presque ou absolument complète d'autre signe du tabes ou de la méningo-encéphalite diffuse.

De leurs malades ils faisaient trois catégories, la première comprenant les faits de syphilis héréditaire, la seconde les cas avérés de syphilis acquise, la troisième les cas où l'existence de la syphilis est douteuse.

On peut se demander, comme l'ont fait les auteurs, s'il ne s'agirait pas là de cas de tabes fruste, tabes monosymptomatique ?

Trois de leurs observations semblent des faits de transition entre ce tabes mono-symptomatique et le tabès bien constitué.

Voici ces observations :

OBSERVATION I. — M. M..., et ses deux fils.

M. M..., père, 57 ans, syphilis en 1866.

Plusieurs enfants syphilitiques qui meurent.

Cinquième enfant. — Né en 1874. Agé de 20 ans, quand on nous consulte. Au point de vue mental, sujet un peu anormal ; excentrique, mais jamais d'idées délirantes. A eu de la kératite, a des dents d'Hutchinson. Pupilles inégales, la droite est plus large que la gauche, toutes deux sont insensibles à la lumière et à l'accommodation. Pas d'autre signe objectif.

6e enfant, 19 ans. Dents en parfait état. Sujet à des étouffements, à des accès d'hémiopsie. Absence des réflexes rotuliens. Les pupilles ne se contractent pas à la lumière, et presque pas à l'accommodation. Pas d'autre signe objectif.

OBSERVATION V. — Alexandrine M., 25 ans. Mariée depuis deux ans.

Son père a une plaie au cou qui, d'après ce qu'aurait dit son médecin, paraît être syphilitique. La mère a fait 5 fausses couches et a eu ensuite trois enfants vivants.

La malade a des gommes nettement syphilitiques. Signe d'Argyll-Robertson des deux côtés. Aucun autre signe objectif. Quelques douleurs ressemblant à des douleurs fulgurantes.

OBSERVATION XII. — M. B..., âgé de 59 ans. En 1870, chancre syphilitique. Sujet depuis 1878 à des accès très fréquents de douleurs fulgurantes. Considéré par la plupart des médecins comme un neurasthénique. Abolition du réflexes du tendon d'Achille à gauche. Inégalité pupillaire. La pupille droite ne se contracte pas à la lumière, la gauche faiblement.

Enfin on peut encore penser que ces faits ressortissent soit au tabes, soit à la paralysie générale, soit à la syphilis cérébrale et que le signe d'Argyll-Robertson n'est que le précurseur d'une de ces trois affections.

Quelque opinion que l'on adopte, nous nous voyons, disent les auteurs, en droit de conclure « que l'abolition du réflexe des pupilles à la lumière, dans les conditions spécifiées plus haut, constitue conformément à nos prévisions, un signe de syphilis héréditaire ou acquise d'une très grande valeur et rend l'existence de cette infection tout au moins très probable chez les individus qui le présentent. »

M. Binet-Sanglé dans deux mémoires où il étudiait les réflexes chez les syphilitiques et où il les comparait aux réflexes des individus sains concluait que d'une façon générale l'abolition des réflexes est l'un des symptômes de la syphilis, que cette abolition doit faire craindre l'apparition du tabes ; que le signe de Westphal et le signe d'Argyll-Robertson ne sont pas des symptômes pathognomoniques de l'ataxie locomotrice, et ne doivent pas en entraîner fatalement le diagnostic, mais ils peuvent la faire craindre.

M. Babinski, au mois de mai dernier, revenait sur cette question et après avoir constaté que ses idées avaient été confirmées par plusieurs observateurs, Kœnig, Erb, Harris, Parinaud, Antonelli, Costau, présentait à la Société médicale des hôpitaux quatre malades syphilitiques chez lesquels on constatait le signe d'Argyll-Robertson.

Ce phénomène indique que le système nerveux central est touché et que ces malades sont candidats à la paralysie générale, au tabes ou à la syphilis cérébrale. Mais ce signe peut d'ailleurs rester très longtemps isolé, il le peut rester constamment et ces malades ne présenter jamais aucune des affections nerveuses précédemment citées. D'une façon absolue, c'est donc un signe de syphilis acquise ou héréditaire ; avec évolution probable vers le tabes, la paralysie générale, ou la syphilis cérébro-spinale.

Dans la discussion qui suivit cette communication MM. Rendu et Bruhl citèrent des cas de malades où le signe d'Argyll précéda de longtemps l'apparition de la paralysie générale dont ils moururent. M. Dupré a constaté la perte du réflexe à la lumière chez quatre ou cinq malades en dehors de tout tabes et de toute paralysie générale.

De plus, dans un travail publié récemment par la *Presse médicale*, M. Mantoux cite une observation de tabétique, chez qui il a constaté l'intermittence du signe d'Argyll-Roberston, en rapport avec l'apparition ou la disparition de crises gastriques.

Bien que le signe d'Argyll-Robertson soit un des symptômes les plus communs et les plus caractéristiques du tabes, il le déborde notablement et sa signification a une interprétation plus étendue. D'une façon générale, il signifie syphilis ; et s'il existe souvent en dehors du tabes, il est aussi des cas de tabes où on ne l'observe pas.

L'étude de ce signe montre bien qu'il est nécessaire d'appuyer le diagnostic sur un ensemble de symptômes, qu'il est donc nécessaire d'en connaître le plus grand nombre possible pour pouvoir, le cas échéant, les rechercher, et par leur moyen arriver à un diagnostic ferme même dans les cas frustes.

C'est pourquoi nous avons pensé qu'il serait intéressant de rechercher ou plutôt d'exposer d'après les travaux antérieurs, la valeur séméiologique de la perte du réflexe du tendon d'Achille, qui a, de plus, l'avantage d'être un signe précoce.

II

Si l'on percute le tendon d'Achille d'un individu dont la jambe est en flexion à angle droit sur la cuisse, le pied ballant, on constate que le pied subit une secousse qui tend à le mettre en extension sur la jambe. C'est ce phénomène qui constitue le réflexe du tendon d'Achille, réflexe en tout point comparable et superposable au réflexe rotulien, aux réflexes tendineux en général.

Mais avant de discuter l'importance diagnostique que peut avoir l'abolition de ce réflexe, il est utile de savoir s'il existe constamment à l'état normal.

Dans son rapport sur la physiologie et la pathologie du tonus musculaire, des réflexes et de la contracture, présenté au XI⁰ Congrès des aliénistes et neurologistes français, le docteur Crocq (de Bruxelles), après avoir constaté que le réflexe rotulien manque rarement chez les sujets réputés sains, et qu'il est permis d'admettre que ceux qui ne le possèdent pas appartiennent à la pathologie, émet l'avis que le réflexe

achilléen est très inconstant chez les individus normaux.

Dans la discussion qui suivit la lecture de ce rapport,
M. Cestan, après avoir exprimé l'opinion que la
recherche du réflexe du tendon d'Achille est aussi facile
et instructive que celle du réflexe rotulien, ajoute : « Nous
l'avons toujours constaté à l'état normal sur plusieurs
centaines de sujets depuis cinq ans que nous pratiquons
systématiquement sa recherche. »

M. Babinski pense également que le réflexe du
tendon d'Achille existe chez la plupart des sujets normaux et qu'à ce point de vue de la fréquence il ne diffère
pas du réflexe rotulien.

M. Glorieux, étudiant le réflexe rotulien chez l'homme
sain, a constaté son absence en moyenne une fois sur
500 cas et il prétend que l'on doit admettre une fréquence égale de l'abolition du réflexe achilléen dans les
mêmes conditions.

Biro (de Varsovie) est plus catégorique et son opinion est qu'il n'existe sans doute pas de gens sains chez
lesquels on puisse constater l'absence du réflexe du
tendon d'Achille d'un côté ou des deux.

Je dois dire que mon expérience personnelle — assez
peu étendue, il est vrai — me ferait adopter cette dernière opinion ; toutes les fois, en effet, que j'ai recherché
le réflexe achilléen chez les individus normaux, je l'ai
trouvé.

Toutefois il est probable que son absence n'implique

pas nécessairement l'existence d'un état pathologique ; comme le réflexe rotulien, il peut manquer à l'état de santé : mais ce sont là des exceptions qui ne doivent pas en clinique nous arrêter et nous faire négliger sa recherche et dédaigner sa valeur. Sachons donc que s'il peut manquer à l'état normal, ceci constitue une rareté : et sachons aussi que son absence indique presque constamment un état pathologique et doit avoir, à ce point de vue, la même importance que l'absence des réflexes rotuliens.

Jusqu'à ces dernières années la recherche du réflexe du tendon d'Achille n'était pas encore entrée dans les habitudes médicales et son importance n'était pas reconnue. La plupart des classiques sont muets sur ce point, il semble souvent à lire certaines descriptions que seul le réflexe rotulien mérite d'attirer l'attention et a une valeur séméiologique.

M. Darier, dans le *Manuel de Médecine* de Debove-Achard, après avoir étudié le signe de Westphal ajoute : « L'examen des réflexes tendineux autres que celui du genou a une bien moindre importance. Il suffit de mentionner qu'on trouvera souvent abolis le réflexe du tendon d'Achille, celui du poignet, du coude, etc... » Et M. Collet dans son *Manuel de Pathologie interne*. « Le réflexe du tendon d'Achille est également aboli ».

Nulle part il n'est question de la disparition du réflexe du tendon d'Achille précédant la perte du réflexe rotulien ; nulle part, sauf dans l'article très remarquable et si complet de M. Déjerine sur la séméiologie du système nerveux, dans le *Traité de Pathologie générale* de Bouchard ; et M. Déjerine émet des doutes sur la réalité du phénomène.

« Dans le tabes, l'abolition de réflexe rotulien est un phénomène presque constant et généralement très précoce. . .L'abolition du réflexe du tendon d'Achille est également très précoce dans le tabes. Il n'est pas prouvé cependant, qu'elle précède d'ordinaire celle du réflexe patellaire. »

Or, M. Babinski, qui a spécialement étudié le réflexe achilléen admet non pas seulement la fréquence et la précocité de la disparition du réflexe achilléen, mais encore que sa disparition peut précéder — et précède en effet assez souvent — celle du réflexe rotulien et constituer ainsi un signe très précieux pour le diagnostic du tabes au début.

IV

C'est d'abord à propos de la sciatique que Babinski, dans la séance de la Société médicale des hôpitaux du 18 décembre 1896, signalait l'abolition ou l'affaiblissement du réflexe du tendon d'Achille du côté malade. Jusqu'alors ce phénomène n'avait été mentionné que par Stemberg; et Babinski, attirait l'attention de ses collègues sur ce que la présence de ce signe se rencontrait aussi bien « dans les cas de sciatique intense avec amyotrophie notable correspondant à la forme que l'on désigne sous la dénomination de sciatique névrite, que chez les malades atteints de la forme légère de cette affection que l'on nomme sciatique névralgique, épithète qui n'implique du reste pas l'idée que dans les cas de ce genre il n'y ait pas d'altération organique du nerf. »

Mais ce signe apporte un précieux élément de diagnostic car sa présence indique l'existence d'une altération organique du nerf et elle permet d'écarter l'hypothèse de simulation. Enfin l'abolition du réflexe du tendon d'Achille permet de distinguer la sciatique vraie de la sciatique hystérique qui n'est qu'une douleur de nature psychique et dans laquelle ce signe fait défaut.

Deux ans plus tard, également à la Société médicale des hôpitaux, M. Babinski étudiait l'abolition du réflexe achilléen dans le tabes. Ce phénomène, en effet, dénote l'altération des fibres du sciatique qui fait partie de l'arc réflexe, dont le tendon d'Achille est le point de départ et les muscles extenseurs de la jambe le point d'arrivée.

Mais il n'indique ni la nature de cette altération, ni la hauteur à laquelle elle siège, et par conséquent il peut apparaître dans toutes les variétés de névrite quelle qu'en soit la cause, que la lésion se trouve située à la périphérie du nerf ou à son origine. Il y a donc tout lieu de supposer que le tabes, quand il atteint les racines du sciatique, provoque l'affaiblissement ou l'abolition du réflexe achilléen. L'observation seule des faits peut infirmer ou justifier cette hypothèse et montrer la fréquence de ce trouble dans le tabes, renseigner sur son importance au point de vue du diagnostic et permettre d'établir à cet égard un parallèle entre ce phénomène et le signe de Westphal.

Ce sont précisément les résultats de ses observations que M. Babinski présentait à ses collègues, faisant remarquer que, puisque le territoire du sciatique a une étendue bien plus grande que celle du crural, on est tenté de soutenir que l'abolition ou l'affaiblissement du réflexe du tendon d'Achille doit avoir au moins autant d'importance que l'abolition ou l'affaiblissement du réflexe rotulien.

Ce sont surtout les relations entre ces deux réflexes que M. Babinski envisage et c'est en s'appuyant sur les combinaisons différentes qu'ils peuvent présenter qu'il divise les tabétiques en quatre catégories.

La première comprend les cas dans lesquels les deux réflexes sont abolis. C'est de beaucoup la catégorie la plus nombreuse ; et c'est là que doivent être rangés la plupart des cas de tabes observés généralement.

La deuxième comprend les cas dans lesquels de part et d'autre il y a trouble, mais non abolition complète. Ces cas sont du reste variés : dans l'un les deux réflexes seront abolis d'un côté et conservés du côté opposé, dans un autre le trouble sera croisé.

La troisième catégorie comprend les malades dont les réflexes rotuliens sont abolis ou troublés et les réflexes achilléens normaux.

Enfin la quatrième comprend les cas dans lesquels le réflexe rotulien est normal, avec abolition ou trouble du réflexe du tendon d'Achille.

M. Babinski citait à l'appui plusieurs observations que nous reproduisons où ces diverses modalités étaient constatées et il concluait que le réflexe achilléen était aussi souvent troublé que le réflexe rotulien, que chez la plupart des tabétiques les deux réflexes sont également atteints, que les cas où le réflexe achilléen seul est troublé sont aussi nombreux que ceux où la perturbation porte seulement sur le réflexe rotulien et qu'enfin il est vraisemblable que la perte du réflexe achilléen aurait été constatée, si elle avait été cherchée, au moins dans quelques-uns des cas de tabes, avec conservation des réflexes rotuliens, qui ont été publiés jusqu'à présent.

Dans la séance de la Société belge de neurologie du 25 février 1899, Van Gehuchten, après avoir déclaré qu'il partageait les idées de Babinski, et que, comme lui, il estimait que l'affaiblissement ou l'abolition du réflexe du tendon d'Achille a une aussi grande importance pour le diagnostic du tabes que le signe de Westphal, présentait un malade chez qui on constatait avec une abolition des réflexes achilléens des deux côtés une exagération des réflexes rotuliens. A ce sujet il proposait de joindre aux quatre catégories de tabétiques institués par Babinski, une cinquième classe comprenant ces malades chez qui l'on observe avec l'abolition des réflexes achilléens des deux côtés l'exagération des réflexes rotuliens.

Et peu de temps après, à la même Société le docteur de Buck présentait un cas de tabes pouvant rentrer dans cette nouvelle catégorie.

Enfin naguère, M. Babinski revenait de nouveau sur cette question à la Société de neurologie de Paris.

« Ayant, disait-il, étudié systématiquement le réflexe achilléen dans le tabes et en particulier observé des tabétiques dont les réflexes achilléens étaient abolis, tandis que les réflexes rotuliens étaient normaux j'ai été amené à soutenir que l'abolition du réflexe du tendon d'Achille a, au point de vue du diagnostic du tabes, au moins autant d'importance sinon plus que le signe de Westphal.

« Si je reviens aujourd'hui sur ce sujet, c'est que les nombreux faits que j'ai observés depuis la publication de mes travaux précédents me conduisent à accorder encore plus de valeur au réflexe achilléen.

« En effet depuis que mon attention est attirée sur ce sujet, je n'ai constaté que dans cinq cas de tabès des troubles du réflexe rotulien coïncidant avec l'intégrité du réflexe du tendon d'Achille, tandis que j'ai bien vu une quarantaine de malades incontestablement tabétiques, chez lesquels le réflexe achilléen était exclusivement troublé, ou l'était beaucoup plus que le réflexe du genou. »

Et à l'appui de cette opinion M. Babinski citait quelques observations de malades.

C'est alors que M. Cestan, chef de la clinique des maladies nerveuses de la Salpêtrière, nous suggéra l'idée de consacrer notre thèse à l'étude des troubles du réflexe achilléen dans le tabes.

Nous trouvâmes sans peine dans les cahiers du service de M. Raymond des observations montrant la justesse des conclusions de M. Babinski. Nous publions ces observations, en même temps que nous reproduisons celles qui ont été publiées antérieurement, en les classant dans les catégories créées par M. Babinski, et en acceptant la cinquième catégorie réclamée par M. Van Gehuchten.

ces observations, en même temps que nous reproduisons celles qui ont été publiées antérieurement, en les

V

1re catégorie. — Cas dans lesquels les deux réflexes sont abolis. Il nous paraît inutile de publier les observations de ces cas. Ce sont les plus communes, et les plus anciennement connues.

C'est le type du tabes confirmé, qui répond à la description classique.

2° Catégorie. — Il y a trouble ; mais non abolition complète de l'un ou de l'autre réflexe.

OBSERVATION I (Babinski) (1).

M. W..., 46 ans, est sujet depuis plusieurs années à des crises de douleurs fulgurantes. Il a des troubles vésicaux et de la faiblesse génésique. On constate le signe d'Argyll-Robertson, de l'affaiblissement de l'acuité visuelle, de la dyschromatopsie à gauche ; de ce côté il ne distingue pas le rouge. Le réflexe rotulien est normal à gauche et faible à droite ; le réflexe du tendon d'Achille est nul à gauche, il existe à droite.

(1) Publiée dans les Bulletins et Mémoires de la Société médicale des hôpitaux. Séance du 21 octobre 1898.

Observation II

(Salpêtrière, Service de M. Raymond.)

M. C..., 50 ans.

Antécédents héréditaires. — Père, 82 ans, bien portant. Mère morte jeune tuberculeuse. Pas de maladies nerveuses ni mentales dans la famille.

Né à terme, pas de convulsions, ni de fièvres éruptives dans l'enfance. A eu la syphilis à 32 ans; angine, roséole mal soignée. A une fille de 13 ans qui ne présente pas de stigmates d'hérédo-syphilis. A perdu deux enfants en bas âge, l'un de gastro-entérite, l'autre de convulsions.

La maladie actuelle a débuté par des douleurs lancinantes; diplopie passagère, il y a dix-huit mois. Pas d'incoordination.

Etat actuel. — Démarche normale, sans signe de Romberg, sent bien le sol. Le réflexe rotulien persiste, le réflexe du tendon d'Achille existe, mais diminué.

Réflexe cutané plantaire : immobilité des orteils, cependant sans anesthésie de la plante des pieds. Réflexes du poignet et du coude conservés. Léger ptosis, léger myosis. Pupilles égales.

Signe d'Argyll-Robertson très net. Pas d'incoordination au moins apparente. Douleurs fulgurantes dans les deux jambes revenant par crises.

Douleurs en ceinture au niveau du mamelon, mais sans anesthésie.

Observation III

(Service de M. Raymond.)

M. H..., 49 ans, employé de bureau.

Pas de syphilis avouée.

Il y a quinze ans sciatique droite qui a duré quinze jours.

Il y a trois ans névralgie intercostale gauche très violente, pendant huit jours environ. Il lui semblait être serré dans un demi-corset. La douleur était continuelle avec exacerbations.

Il a la sensation d'avoir la face interne de la joue enflée, picotements dans la joue. Il s'est fait arracher une dent sans grande douleur. Traité par le bromure de potassium et l'iodure de potassium.

Il vient consulter pour ces mêmes sensations.

Il lui semble qu'il a une dent plus longue, qu'il a un morceau de carton le long de la joue.

Depuis un an environ la vue baisse à droite ; il voit trouble.

Il urine bien sans effort, il a quelquefois des envies d'uriner sans miction. La puissance génitale baisse.

Réflexe rotulien assez marqué à gauche, très diminué à droite. Réflexe achilléen conservé à droite, très marqué à gauche.

Sensibilité : il paraît avoir une bande d'hypoesthésie sous-mamelonnaire à la piqûre. A la face, il sent un peu mieux à droite.

Signe d'Argyll-Robertson. Un peu de surdité.

Troisième catégorie. — Malades dont les réflexes rotuliens sont abolis ou troublés et les réflexes achilléens normaux.

OBSERVATION IV (Babinski)(1).

M. B..., 50 ans, est atteint vers le mois de mars 1875, d'une paralysie de la sixième paire gauche, qui dure un mois. En décembre 1897, récidive de cette affection. Le malade souffre depuis quelque temps de douleurs vives dans les membres. Depuis un an grand affaiblissement du sens génésique.

(1) *Loc. cit.*

Signe d'Argyll-Robertson.

Les réflexes rotuliens font défaut. Les réflexes du tendon d'Achille sont normaux.

OBSERVATION V (Babinski) (1).

M. Z..., 36 ans, est sujet depuis 10 ans à des accès de douleurs lancinantes qui depuis deux ans ont beaucoup augmenté de fréquence et d'intensité. Depuis deux ans aussi les fonctions génésiques se sont très notablement affaiblies et on remarque dès cette époque de l'inégalité pupillaire. Depuis dix mois il lui arrive de laisser échapper involontairement son urine.

Enfin il y a quinze jours il a été pris d'un engourdissement dans la main gauche.

Signe d'Argyll-Robertson.

Les réflexes rotuliens sont absents des deux côtés ; les réflexes achilléens sont normaux.

Quatrième catégorie. — Les réflexes rotuliens sont normaux, les réflexes achilléens sont abolis ou troublés.

On peut joindre à ces cas, ceux où les réflexes achilléens étant abolis, les réflexes rotuliens bien que conservés, sont diminués ou inégaux.

OBSERVATION VI (Babinski) (2).

M. L..., 40 ans, souffre depuis plusieurs années de névralgies intercostales et depuis quelques mois de douleurs fulgurantes dans les membres inférieurs.

Il est atteint d'une paralysie de la troisième paire droite qui est apparue à la fin de l'année 1897. Du côté droit les réflexes

(1) *Loc. cit.*
(2) *Loc. cit.*

à la lumière et à l'accommodation sont abolis. A gauche signe d'Argyll-Robertson.

Il y a un affaiblissement du sens génésique.

Réflexes rotuliens normaux. Le réflexe du tendon d'Achille fait défaut à droite, est faible à gauche.

Observation VII (Babinski) (1).

M. V..., 49 ans, atteint depuis trois ans d'une paralysie de la troisième paire gauche.

Signe d'Argyll-Robertson.

Souffre parfois de douleurs lancinantes très vives qui sont bilatérales et occupent la région de l'épaule et le thorax. Il a aussi dans les doigts des sensations douloureuses, qu'il compare à des décharges électriques.

Il a de l'incoordination motrice aux membres supérieurs.

Réflexes rotuliens normaux, les réflexes achilléens font défaut.

Observation VIII (Service de M. Raymond).

M. C..., 41 ans, employé.

Père et mère morts à 46 ans, bien portants. Un frère et une sœur, bien portants. La femme malade depuis six mois (maladie mentale) a eu une fausse-couche.

Pas d'enfants.

Ne sait s'il est né à terme, n'a pas eu de convulsions, n'a eu aucune affection du jeune âge. N'a pas fait de service militaire pour blessure accidentelle au médius droit. Nie la spécificité.

Début il y a trois ans en hiver. Ressent dans le pied gauche des douleurs fulgurantes, puis la douleur monte dans les jambes. Cette douleur était vive par moments et l'obligeait d'arrêter un jour ou deux son travail.

Une plaie se forme à la face supérieure du pied.

(1) *Loc. cit.*

Cet état disparaît au bout d'un an ; il peut de nouveau marcher, et reprend son travail tout en restant cependant plus faible. Alors la jambe droite se prend. L'affection débute au gros orteil droit. Le malade raconte que son orteil avait une plaie vers la partie supérieure ; qu'on a été obligé de lui enlever l'ongle.

Il soigna cette plaie trois ou quatre mois et elle disparut.

Puis le mal gagna la partie inférieure du gros orteil.

Il se forma une plaie au niveau de l'articulation métatarso-phalangienne, il y a trois mois. Cette plaie soignée à l'iodoforme existe toujours. L'enflure de la jambe et du pied date aussi de trois mois.

Depuis un an il perd ses urines. Depuis trois ou quatre mois perte du sens génital.

Etat actuel. — Marche assez bonne ; cependant le pied droit frotte le gauche et s'accroche. Pas de signe de Romberg. Réflexe patellaire existe à gauche, quoique diminué ; affaibli à droite. Réflexes achilléens abolis. Réflexe du coude aboli. Pas de troubles de la sensibilité ; mais ne sent pas passer ses urines, que d'ailleurs il perd.

Rien au sphincter anal.

Pied droit tabétique. Affaissement de la voûte plantaire, épaississement du bord extrême et raccourcissement. Mal perforant sur la région métatarso-phalangienne. Œdème de la jambe jusqu'au genou, plus considérable le soir que le matin.

Douleurs brûlantes à la jambe droite.

Parésie du droit interne droit. Voit quelquefois trouble, ptosis droit. Rétrécissement de la fente palpébrale.

Observation IX
(Service de M. Raymond).

M. P..., 38 ans, commis des postes.

Père mort à 66 ans. Mère vivante.

Deux frères bien portants. Femme bien portante ; pas de

fausse couche. Un enfant de neuf ans bien portant.

Né à terme. Pas de maladies ni de convulsions.

Pas d'alcoolisme. Chancre induré en 1882.

Début en 1886 par des douleurs lancinantes dans les deux jambes, revenant par crises. N'a jamais vu double. Marche bien dans l'obscurité.

Etat en février 1901. — Démarche normale. Pas de signe de Romberg. Douleurs fulgurantes dans les jambes.

Urine difficilement, sens génital normal.

Réflexes du tendon d'Achille supprimés. Réflexe rotulien faible à gauche, normal à droite. Réflexes du poignet forts, surtout à gauche. Pas de signe de Babinski.

Hypoesthésie au bout des seins. Réflexe crémastérien normal.

Intelligence normale.

Pas de tremblement des lèvres. Pas de troubles de la parole. Quelques fourmillements dans la sphère du cubital. Examen des yeux. Fonds de l'œil normal. Pupilles égales réagissant faiblement à la lumière. Pas de paralysies extrinsèques. Bonne acuité.

OBSERVATION X (1)

(Salpêtrière).

M. D..., 41 ans, graveur. Douleurs fulgurantes.

Mal perforant. Bégaiement. Inégalité des réflexes rotuliens. Abolition des réflexes achilléens.

OBSERVATION XI

Mme G..., névrite optique. Douleurs lancinantes.

Abolition des réflexes achilléens, avec persistance des réflexes rotuliens.

(1) Les observations X et XI trouvées ainsi réunies dans les cahiers de la Salpêtrière avec le diagnostic tabes n'ont pu être complétées, les malades, que nous avions priés de venir à la consultation, n'ayant pas répondu à notre appel.

Observation XII

(Service de M. Raymond)

M. G...., célibataire.

Parents bien portants, une sœur bien portante.

Fièvre typhoïde à 22 ans. Chancre il y a dix ans. Ne se souvient pas avoir eu de roséole ni de plaques muqueuses. Ne s'est pas soigné.

Début par de grandes douleurs intestinales. Diarrhée fréquente, pas de ténesme ni de vomissements. En même temps douleurs fréquentes dans les jambes ainsi que dans la sphère du cubital droit. La vue a baissé depuis quelque temps. Surdité depuis sept ans.

Etat actuel. — Marche normale. Pas de signe de Romberg.

Réflexe achilléen aboli des deux côtés. Réflexe rotulien un peu vif à droite, aboli à gauche. Réflexe crémastérien aboli des deux côtés. Réflexe cutané abdominal conservé. Réflexe du poignet normal. Réflexe du triceps aboli.

Pas d'atrophie musculaire des mollets et des cuisses.

Incontinence d'urine depuis un an.

Pas de diplopie. Inégalité pupillaire, pupille droite en myosis, la gauche en dilatation moyenne. Signe d'Argyll-Robertson à droite.

Pas de troubles de l'intelligence, ni de la mémoire.

Pas de tremblement.

Engourdissement au bout des doigts.

Anesthésie testiculaire et trachéale.

— 34 —

Observation XIII

(Service de M. Raymond.)

Mme G..., 47 ans, brunisseu.e.

Père mort d'une maladie de cœur. Mère, morte d'une tumeur.

Mari bien portant.

Ni enfants, ni fausses couches. Pas d'alcoolisme.

Début il y a dix-huit ans par des douleurs dans les jambes surtout, en éclairs. Pas de dérobement, ni diplopie, ni crises viscérales.

Etat actuel. — Pas de signe de Romberg. Réflexes du membre supérieur conservés. Réflexes patellaires conservés mais inégaux, plus faible à gauche. Abolition complète des réflexes du tendon d'Achille.

Signe d'Argyll-Robertson. Pas de dyochromatopsie.

Pas de tremblement des lèvres, ni tremblement des mains.

Pas de vertige. La mémoire n'a pas baissé.

En dehors de l'anesthésie trachéale, pas de troubles de la sensibilité.

Observation XIV (Babinski) (1).

Malade âgé de 60 ans, qui a contracté la syphilis il y a vingt ans. Il est sujet à des accès de douleurs qui ne sont pas bien caractérisées et présente quelques troubles vésicaux ; on constate chez lui le signe d'Argyll-Robertson. Le réflexe du tendon d'Achille est aboli des deux côtés ; le réflexe du genou est normal.

(1) Société de neurologie de Paris du 2 mai 1901.

Observation XV (Babinski) (1).

Homme de 40 ans, syphilitique depuis l'âge de 23 ans, qui a été pris, il y a une semaine, de diplopie par lésion de la sixième paire ; ses réflexes pupillaires sont normaux ; il en est de même du réflexe patellaire.

Depuis longtemps déjà il éprouve parfois des douleurs lancinantes à l'éminence hypothénar droite.

Le réflexe du tendon du triceps brachial est plus faible à droite qu'à gauche. Le réflexe achilléen est aboli à droite, normal à gauche.

Observation XVI (Babinski) (2).

Femme de 32 ans. Elle a contracté la syphilis il y a dix ans. Depuis deux ans, elle est sujette à des accès de gastralgie considérée comme hystérique par tous les médecins qui l'ont examinée jusqu'à ce jour.

Les douleurs gastriques durent plusieurs jours, puis disparaissent ; mais elles sont tellement violentes que la malade ne peut prendre aucun aliment. Pour combattre sa souffrance, elle a fait usage de morphine.

Les crises n'ont qu'une durée limitée et quand elles ont disparu, c'est-à-dire dans l'intervalle de deux crises, la santé est bonne. La durée des crises a toujours été de deux jours au moins et de huit jours au plus, sauf la dernière qui a persisté pendant deux mois durant lesquels la malade allait, un jour bien et le lendemain mal.

Les crises avaient lieu soit le jour, soit la nuit. Elles étaient annoncées par un chatouillement dans les deux bras, et, au

(1) *Loc. cit.*
(2) *Journal de médecine interne*, du 15 janvier 1902.

bout de deux ou trois heures, la douleur de l'estomac apparais-
sait. Tant que dure la crise, et soit que la malade ne mange pas
ou soit qu'elle mange, elle souffre; elle vomit tout ce qu'elle
prend. Les douleurs, survenues presque subitement, disparaissent de même ; à midi, la souffrance existe, à une heure, elle
s'est évanouie.

Il y a trois ans, à la suite d'un lavage d'estomac, la malade
nous dit qu'elle a vomi du sang ; c'est la seule fois qu'elle en
ait rendu et, dans ses selles, on n'en a jamais trouvé trace,
non plus que de mélœna.

En dehors des crises, il est des aliments qu'elle ne supporte
pas, les sauces, les radis, les fruits ne sont pas tolérés ; l'estomac se refuse à les garder et ils sont rejetés par vomissements.

La malade n'a pas d'incoordination motrice ; elle marche
bien. Elle ne présente pas de troubles réflexes, du moins dans
les réflexes que l'on a coutume de chercher ; les réflexes rotuliens sont conservés. De même que le signe de Westphal, le
signe de Romberg fait défaut. Elle a vu double, il y a un an,
pendant un mois, mais au dire de la patiente elle-même, la
vue, quoique un peu affaiblie, est restée bonne ; l'acuité visuelle
est normale.

Le réflexe achilléen est aboli à droite, et presque nul à gau-
he.

La pupille droite est moins large que la pupille gauche. Il y
a affaiblissement du réflexe à la lumière.

Les crises gastriques sont précédées de douleurs dans les jambes et dans les bras. Au moment où existent ces douleurs, on
ne peut pas toucher la peau sans provoquer une nouvelle souffrance. Cette hyperalgésie cutanée apparaît brusquement et
disparaît de même. Si l'on exerce une pression profonde sur
les masses musculaires des membres, la malade ne se plaint
pas. Lymphocytes dans le liquide céphalo-rachidien.

5ᵉ *Catégorie*. — Comprenant les malades qui présen-tent l'abolition du réflexe du tendon d'Achille des deux côtés avec exagération des réflexes rotuliens.

Observation XVII. (Van Gehuchten.

Publiée dans le *Journal de Neurologie* de Bruxelles 1899, Nᵒ 8.

M. X..., 41 ans, tapissier. Sans antécédents héréditaires ou personnels dignes d'être signalés. Il prétend n'avoir jamais eu la syphilis. Il boit assez d'alcool, en moyenne 7 ou 8 petits verres de genièvre par jour. Il se plaint uniquement de fai-blesse dans les jambes, surtout pénible lorsqu'il doit monter un escalier. Cette faiblesse est survenue insensiblement depuis en-viron deux ans. A côté de cela il a une marche un peu spéciale, nettement ataxique, même quelque peu tabétique, il marche en écartant largement les pieds, afin d'élargir sa base de sustension et en talonnant quelque peu. Ces troubles de la marche deviennent beaucoup plus évidents quand il essaie de marcher sur une ligne ce qui lui est absolument impossible.

Notons encore l'existence du signe de Romberg et la sensation de dérobement des jambes dont le malade se plaint et nous au-rons à peu de chose près tout le tableau clinique.

A première vue cet homme paraît être un tabétique. Je vous ai déjà dit qu'il nie toute infection spécifique. Il est marié et a 4 enfants en vie, bien portants. Il a eu encore un enfant qui est né à six mois et qui n'a vécu qu'un quart d'heure. Outre cela sa femme a eu une fausse couche.

Il ne présente aucun trouble de la sensibilité, pas de douleurs fulgurantes, pas de sensation de constriction du thorax, la com-pression du testicule est douloureuse, la compression du nerf cubital amène des fourmillements dans les petits doigts : le ré-flexe pupillaire et conservé. Il n'a jamais eu de diplopie, pas de troubles urinaires ou génitaux.

Quand on examine les réflexes rotuliens on est surpris de constater qu'au lieu d'être abolis ils sont exagérés. Il en est de même des réflexes tendineux des membres supérieurs. Il ne semble cependant pas y avoir de lésion du faisceau pyramidal, puisque le réflexe plantaire est normal.

Malgré cette exagération des réflexes rotuliens, je ne pouvais me défaire de ma première impression et je considérai cet homme comme un tabétique. J'ai alors examiné, à l'exemple de Babinski, le réflexe du tendon d'Achille. Celui-ci est aboli des deux côtés.

Ce malade, dans le cas où le diagnostic de tabes se confirme — ce qui pour moi ne présente pas de doute — montre qu'il y a lieu de faire une catégorie spéciale comprenant les tabétiques avec réflexes rotuliens exagérés, et réflexes achilléens abolis.

Lorsque M. Van Gehuchten présenta ce malade à la Société belge de neurologie, il provoqua quelques objections. M. Crocq se demanda s'il était permis de porter le diagnostic de tabes et croyait plutôt à la sclérose latérale. Un seul fait contre cette hypothèse, l'abolition du réflexe achilléen. Mais le malade de M. Van Gehuchten ne peut-il pas être un de ces individus chez qui le réflexe achilléen, manquant à l'état normal ne peut être exagéré à l'état pathologique.

M. Libotte ne croit pas non plus à l'existence de tabes à cause de l'absence de phénomènes vésicaux.

M. Sano : « Je m'étais fait la même réflexion que M. Libotte. Quand le tabes débute par les racines sacrées, les troubles génito-urinaires sont la règle. Mais ici, d'après l'hypothèse, nous serions absolument au début de l'affection ; une ou deux racines pourraient être seules atteintes en ce moment. Dans ce cas, me souvenant des localisations médullaires que nous avons tout spécialement discutées ici, je dois reconnaître que rien ne s'oppose à admettre l'hypothèse de M. Van Gehuchten. J'ai localisé le noyau du triceps sural et par suite également les neurones sensitifs de ce muscle aux premier, deuxième et troisième segments sacrés. Au contraire les splincters recevraient leur innervation du troisième et surtout du quatrième segment sacré. »

M. Glorieux cite le cas d'un malade qui présentait des symptômes nombreux d'ataxie locomotrice, avec persistance des deux réflexes rotuliens et l'abolition du réflexe achilléen à gauche. « Dans ce cas-ci, ajoute-t-il, si le doute était possible, l'abolition du réflexe achilléen serait venu puissamment confirmer le diagnostic de tabes. »

OBSERVATION XVIII

Un cas de tabes cervical. Docteur de Buck, *Journal de neurologie*, 1899, page 240.

G. H..., 50 ans, de Mont-Saint-Amand.

A. H. Père vit, a 82 ans. Marchand de bestiaux qui a bu et a été malarique. Mère morte de fièvre typhoïde à 35 ans. La grand'mère maternelle était une rhumatisante chronique bien avérée. Un oncle paternel était idiot. Il a quatre frères en vie dont l'un souffre de phénomènes nerveux du côté du bras et deux sœurs dont l'une est internée pour délire religieux.

A. P. Il s'est marié à 20 ans. Après 5 ou six ans de mariage et de surmenage génésique, pollutions nocturnes fréquentes sans rêves (deux, trois par semaine) en même temps que tendance à la mélancolie. Ces symptômes ont disparu après 5 ans par l'effet d'une vie plus régulière et d'un traitement médical. Pas d'habitudes alcooliques.

Peu de temps avant son mariage il eut un chancre du gland qui, à son dire, n'entraîna d'accidents ni secondaires ni tertiaires. Hernie inguinale depuis cinq ans.

Pas de maladies infectieuses sérieuses à part le chancre.

La maladie actuelle a débuté il y a douze ans par des fourmillements et autres sensations subjectives incommodes dans les bouts des doigts de la main gauche. Ces troubles paresthésiques ont duré plusieurs années et ont fait place alors à des douleurs lancinantes. Ces mêmes troubles ont entrepris depuis 4 ans le membre supérieur droit.

État actuel. — Motilité. Du côté des membres supérieurs il existe de la faiblesse musculaire surtout à gauche.

Dynamomètre à gauche 25, à droite 50. Ataxie prononcée. Le malade ne parvient plus à exécuter des mouvements de précision, à mettre et à boutonner ses habits, quand il se fatigue il a de la tendance au tremblement. Nulle part on ne constate d'atrophie musculaire ni de contractions fibrillaires.

À l'examen électrique simple diminution quantitative de la contractilité.

L'écriture est difficile parce qu'il ne sait pas graduer l'effort ; la vue ne parvient pas à corriger les troubles ataxiques.

Il existe un certain degré d'hypotonie.

Membres inférieurs. Marche légèrement ataxique.

Le patient se fatigue vite. Signe de Romberg. Il ne parvient pas à marcher sur une ligne droite.

Sensibilité. — Douleurs lancinantes dans les deux bras,

autour du thorax et dans la nuque, survenant surtout à l'occasion des mouvements. Pas de douleurs ni paresthésies dans les jambes

La sensibilité est troublée dans ses divers modes aux deux membres. Les sens musculaire, articulaire, stéréognostique sont largement atteints du côté des bras. Les troubles de sensibilité s'étendent au tronc. La face est indemne.

Sensibilité spéciale. — Audition. Acuité auditive : oreille droite, 5 à 6 mètres pour la voix murmurée ; oreille gauche, 4 à 5 mètres pour la voix murmurée.

Epreuve de Rinne nettement positive des deux côtés de plusieurs secondes.

Epreuve de Weber, aucun résultat.

Rapprochant ces données des renseignements fournis par le malade je conclus à la surdité nerveuse.

S'agit-il de surdité professionnelle ou de surdité nerveuse à rattacher à l'affection principale, je ne puis encore le décider.

Vision. — Œil droit hypermétrope. Œil gauche, id.

Acuité visuelle normale (œil gauche, acuité visuelle 5/10).

Les deux pupilles sont sensibles à la lumière.

Rien de particulier au fond de l'œil.

Sensibilité à la lumière ; vision intacte.

Pas d'Argyll-Robertson.

Presbytie en rapport avec l'âge.

Viscères. Pas de crises gastriques, laryngées, etc.

Réflexes. R. A. aboli des deux côtés. Réf. R. exagéré des 2 côtés.

R. Tendineux sont abolis aux deux membres supérieurs.

R. cutané plantaire caractérisé surtout par contraction du fascia lata, flexion dorsale du pied et flexion plantaire des 3 derniers orteils.

Pas de signe de Babinski.

R. crémastérien diminué des 2 côtés.

R. abdominal persiste des 2 côtés.

Troubles vasculaires : dermographisme.

Troubles trophiques. Vitiligo aux mains, au scrotum, mont de Vénus et flancs.

Sphincters troublés, difficulté de miction. Rétention urinaire.

Insensibilité du sphincter anal.

Forces génésiques largement entreprises. Volupté absente, ne sent pas l'éjaculation.

Parole vive. Intelligence bonne.

Urines normales.

OBSERVATION XIX (service de M. Raymond).

M. J..., 58 ans.

Syphilis en 1896. Pas d'autres maladies. Douze frères et sœurs morts.

Marié, pas d'enfants. Depuis 1888, il est malade, douleurs dans les jambes en éclairs avec dérobement. Troubles urinaires, pas de diplopie. Pas de crises gastriques.

Etat actuel (1896). Réflexes rotuliens forts, surtout le droit. Réflexes achilléens abolis. Réflexes du poignet conservés. Phénomène des orteils en flexion.

Réflexe crémastérien diminué.

Ptosis léger. Secousses nystagmiformes légères. Inégalité pupillaire (pupille gauche en myosis).

Signe d'Argyll-Robertson du côté droit paraît avoir un peu d'opacité du cristallin.

Pas de signe de Romberg bien net. Pas d'ataxie.

Pas de troubles intellectuels,

VI

De l'examen de ces observations, il résulte clairement que le réflexe achilléen est troublé dans le tabes, au moins aussi souvent que le réflexe rotulien. Les faits de la première catégorie ne méritent pas de nous arrêter puisque ce sont les plus communs et les plus connus ; ceux de la deuxième ne présentent pas non plus, au point de vue du diagnostic, une importance très nette ; dans cette catégorie, les troubles ne peuvent pas se classer dans des formes très précises. En ce qui concerne les faits de la troisième catégorie, il faut reconnaître que ce sont des faits rares, puisque, en plusieurs années, M. Babinski dit n'avoir observé que cinq cas de tabes où les réflexes rotuliens étaient abolis et les réflexes achilléens normaux. La quatrième classe de faits est, au contraire, très intéressante. En effet, dans cette série les réflexes achilléens sont toujours plus troublés que les réflexes rotuliens, ils le sont même parfois exclusivement. Ils ont donc dans ces cas une valeur diagnostique considérable et pratiquement, dans les observations citées, c'est plusieurs fois l'observation de ce phénomène qui a permis de poser le diagnostic de tabes.

Cela est particulièrement vrai pour la XVIe observation puisque les médecins qui avaient jusqu'alors examiné la malade, avaient posé le diagnostic de gastralgie hystérique.

Les cas de tabes frustes qui se traduisent uniquement par des troubles oculaires et des troubles réflexes sont fréquents. Les cas de tabes incoordonné sont beaucoup moins communs.

Mais pour trouver ces troubles réflexes, cette observation, comme d'ailleurs un certain nombre de celles que nous avons publiées, montre nettement qu'il ne suffit pas d'examiner les réflexes rotuliens, mais qu'il faut encore et surtout examiner le réflexe du tendon d'Achille.

Dans la cinquième catégorie que nous avons admise à la suite de M. Van Gehuchten, la XVIIe observation peut prêter, et a prêté, en effet, à la discussion. Il serait intéressant de savoir ce qu'est devenu le malade. Je crois que la perte du réflexe du tendon d'Achille, jointe aux troubles observés, doit cependant faire admettre comme exact le diagnostic porté.

Quant au malade de M. de Buck, le doute ne paraît pas permis à son égard, il s'agit certainement là de tabes. Il faut remarquer dans ce cas de tabes cervical, l'absence du signe d'Argyll-Robertson.

En résumé, de l'étude de ces observations déjà publiées antérieurement et de celles que nous-même avons recueillies, il ressort clairement que les faits avancés par Babinski sont exacts.

1° Dans le tabes, les réflexes du tendon d'Achille sont presque toujours troublés ; les cas où ces réflexes sont indemnes sont rares ; le réflexe du tendon d'Achille est aussi souvent atteint que le réflexe rotulien.

2° En général, le réflexe achilléen disparaît avant le réflexe rotulien. Et si l'on n'a pas observé ce phénomène plus tôt, cela tient à ce qu'on ne le cherchait pas et cela peut aussi résulter du fait que l'on voit souvent les malades, lorsque le tabes est confirmé, et que les réflexes sont également atteints.

De ces faits, il résulte que l'on doit examiner le réflexe achilléen chez tous les malades. Sa recherche doit entrer dans les habitudes médicales au même titre que la recherche du réflexe rotulien et souvent les troubles qu'elle nous fera constater, nous permettront d'affirmer l'existence de tabes restés, sans son secours, ignorés.

« Dans les cas frustes, ou à la première période de
la maladie, le réflexe achilléen fournira, plus souvent
que le réflexe de la rotule, des données pour le diagnostic. » (Barbinski.)

BIBLIOGRAPHIE

Babinski. — *Société médicale des hôpitaux*, 18 décembre
1896.
— *Société médicale des hôpitaux*, 21 octobre 1898.
— *Bulletin de la société de dermatologie et de syphiligraphie*,
13 juillet 1899.
— *Revue neurologique*, 15 mai 1901.
— *Société médicale des hôpitaux*. 1901.
Forestier. — *Société médico-chirurgicale*, 20 février 1899.
Van Gehuchten. — *Journal de neurologie*, Bruxelles, 1899.
De Buck. — *Idem.*
De Crocq. — Rapport au Congrès des neurologistes et alié-
nistes de langue française tenu à Limoges, en août
1901.
Riro. — Cité d'après l'analyse de la *Revue neurologique.*
Mantoux. — *Presse médicale* du 28 décembre 1901.
Binet-Sanglé. — *Journal de neurologie*, Bruxelles. 1901.

Nous n'avons pas eu la prétention de faire une bibliographie
complète de la question, mais simplement des articles ou revues
que nous avons consultés.

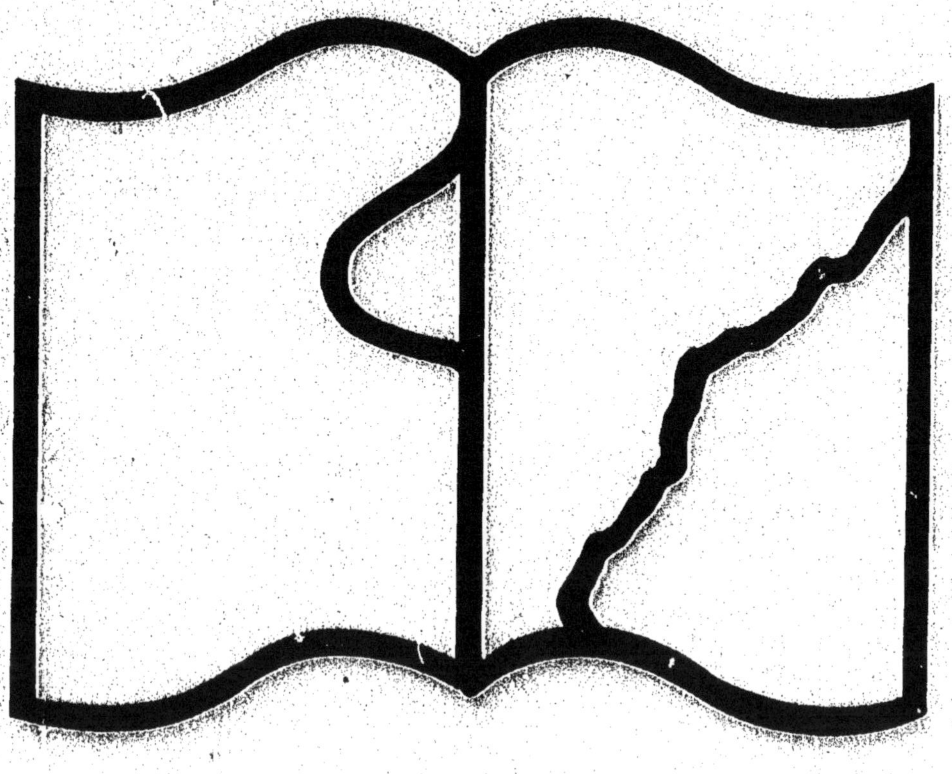

Texte détérioré — reliure défectueuse

NF Z 43-120-11

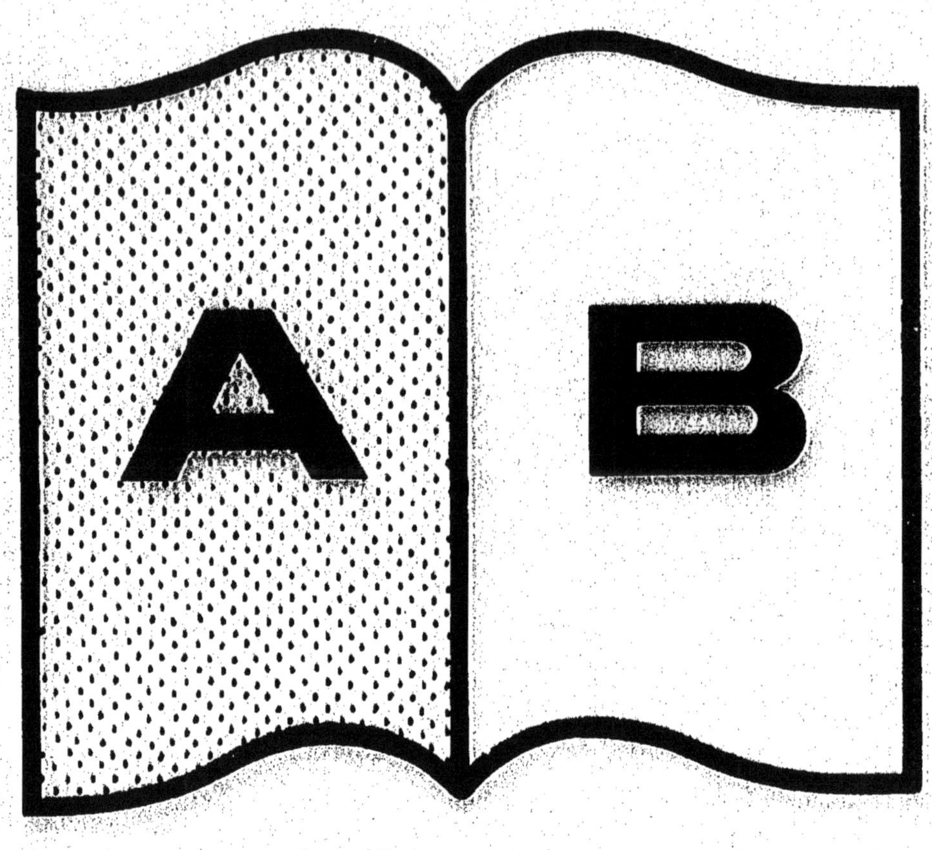

Contraste insuffisant

NF Z 43-120-14